DE

L'ÉPITHÉLIOMA DE LA LANGUE

EXTIRPATION

PAR LA

MÉTHODE SUS-HYOÏDIENNE

PAR

Le Docteur P. DENUCÉ

Doyen de la Faculté de médecine de Bordeaux

BORDEAUX

IMPRIMERIE NOUVELLE A. BELLIER & C°

16 — RUE CABIROL — 16

—

1885

DE

L'ÉPITHÉLIOMA DE LA LANGUE

EXTIRPATION

PAR LA

MÉTHODE SUS-HYOÏDIENNE

PAR

Le Docteur P. DENUCÉ

Doyen de la Faculté de médecine de Bordeaux

BORDEAUX

IMPRIMERIE NOUVELLE A. BELLIER & Cⁱᵉ

16 — RUE CABIROL — 16

1885

DE

L'ÉPITHÉLIOMA DE LA LANGUE

EXTIRPATION

PAR LA

MÉTHODE SUS-HYOÏDIENNE

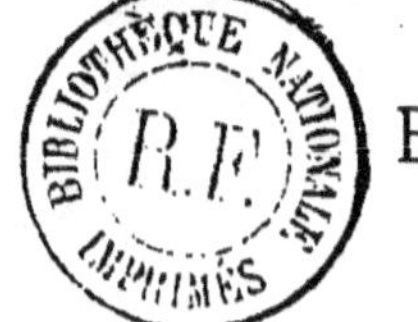

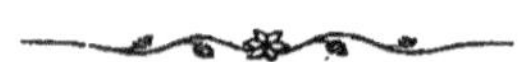

Observation.

M. X..., officier de marine en retraite, est âgé de soixante-deux ans. Il a longtemps habité les colonies et fait grand abus du tabac. Dans le courant de janvier 1881, il vint me consulter pour une gêne de plus en plus marquée dans la mastication et la déglutition. Depuis dix mois, ces mouvements se font avec plus de difficulté, et, depuis quelques jours, éveillent de la douleur.

Pas d'antécédents personnels autres que des fièvres du Sénégal, une vieille passion pour la pipe, une dentition très défectueuse. Aucune trace de syphilis antérieure.

A l'ouverture de la bouche, on constate que la plupart des dents font défaut. Celles qui restent sont noires, ébréchées et coupantes; tout autour, la muqueuse irritée est le siège d'une stomatite chronique généralisée. La langue, tuméfiée, forme une saillie exagérée dans la cavité buccale. Si on la relève vers le palais, on découvre à sa partie inférieure, sur le filet, une tumeur qui envoie deux prolongements considérables : l'un dans l'épaisseur de l'organe, l'autre dans l'épaisseur du plancher buccal. Cette tumeur, en forme de fer à cheval, a le volume d'une amande; elle est ulcérée, saignante, fournit une suppuration fétide : c'est un épithélioma. Il pénètre à une certaine profondeur dans le plancher de la bouche, mais n'a pas retenti sur les ganglions lymphatiques.

La peau et les muscles de la région sus-hyoïdienne dissimulent parfaitement, à l'extérieur, la présence et le siège de la lésion. La mâchoire inférieure, toutefois, est très gênée dans ses mouvements d'élévation et d'abaissement. Cette fausse ankylose n'est surmontée qu'au prix des plus vives souffrances. Les troubles fonctionnels et douloureux devenant insupportables au malade, celui-ci accepta volontiers l'opération que je lui proposai et que je pratiquai sous le chloroforme le 31 janvier.

Opération.

Précautions antiseptiques : spray phéniqué.

La tumeur est attaquée par la *voie sus-hyoïdienne* pendant qu'un aide maintient au dehors, vers l'orifice buccal, la pointe de la langue traversée par un fil. Incision en fer à cheval allant du milieu de l'une des branches horizontales du maxillaire inférieur au point correspondant du côté opposé, en passant sous la symphyse du menton. Le bistouri côtoie le bord interne de la mâchoire pour éviter les gros vaisseaux et pénètre jusqu'à l'os. Un lambeau triangulaire est taillé dans l'épaisseur des parties molles sus-hyoïdiennes où des incisions successives rejettent en arrière son sommet auquel adhérait l'extrémité antérieure de la langue. Quelques vaisseaux sont sectionnés, notamment la sublinguale; l'hémorrhagie est immédiatement réprimée par la forcipressure temporaire.

L'ouverture laissée libre par la dissection du lambeau permet d'attirer la langue au-dessous du plancher buccal. Des pinces de Museux la maintiennent dans cette nouvelle position où, à ciel ouvert, le bistouri dissèque la tumeur et ses deux prolongements : celui qui s'enfonce dans l'épaisseur même de la langue, en se dirigeant vers sa base; celui qui

côtoie le plancher buccal et vient aboutir à la glande sublinguale où il semble se perdre en se confondant avec elle.
Cette dissection détermine une nouvelle hémorrhagie arté-
rielle et veineuse assez abondante. Pour m'en rendre maître,
je dois à plusieurs reprises porter le couteau thermique sur
toute la surface avivée.

Après avoir lié au catgut les vaisseaux comprimés par des
pinces hémostatiques, je rapproche le sommet du lambeau
triangulaire de la symphyse mentonnière. Un drain de caoutchouc est disposé transversalement sous la base du lambeau,
de manière à déborder légèrement de chaque côté les extré-
mités de l'incision. Suture à la soie phéniquée.

La langue, privée désormais de ses attaches antérieures et
que son poids attirait vers l'orifice supérieur du larynx, est
maintenue par un fil que fixe au dehors, à l'une des commis-
sures, une petite tige de bois.

Les pièces du pansement de Lister, sont appliquées sur la
plaie et renouvelées les jours suivants sous le spray. Injec-
tions phéniquées par le drain à chaque visite.

Tout d'abord, le malade est nourri à l'aide d'un long bibe-
ron qui permet de porter des aliments liquides (bouillon, vin,
œufs délayés) jusque sur la base de la langue. Peu de réaction
fébrile.

Le cinquième jour, la baguette de bois est enlevée, et la
langue, qui a contracté de nouvelles adhérences en avant, ne
menace plus de tomber sur l'épiglotte. Le drain, peu à peu
retiré, est définitivement enlevé un mois après l'opération.
La cicatrisation s'est ralentie sous l'influence d'accès fébriles
à type intermittent (Sénégal) que réprime le sulfate de quinine.

Persistance assez longue d'une fistule sous-mentale par
laquelle s'éliminèrent de nombreux lambeaux sphacélés pro-
venant des cautérisations répétées au fer rouge. Au bout d'un
mois et demi, le malade est guéri. La déglutition est de jour
en jour plus facile ; les mouvements de l'organe sont plus sou-
ples et la parole très distincte.

Il ne reste de la plaie sus-hyoïdienne qu'une cicatrice
linéaire sans trace d'induration ni d'engorgement ganglion-
naire.

Ce malade a été revu à plusieurs reprises depuis l'opération. Quelques mois après, une certaine adhérence de la muqueuse linguale vers la partie dorsale de cet organe put me faire craindre d'abord une menace de récidive : mais je pus constater, par la suite, que cette adhérence était simplement cicatricielle et que tout engorgement se dissipait à ce niveau. Après la deuxième année, il n'en restait aucune trace. J'ai eu des nouvelles de mon opéré dans ces derniers temps. Nulle récidive. L'organe a recouvré toute sa souplesse. Les fonctions de déglutition et de phonation ont repris toute leur liberté.

Réflexions.

Ce cas me paraît fournir un exemple de plus de l'excellence de la méthode employée Celle-ci, en facilitant l'ablation de la tumeur, des glandes salivaires de la région et des ganglions lymphatiques du voisinage, semble mettre l'opéré à l'abri de toute récidive. C'est à ce titre que j'ai cru intéressant d'insister un instant sur ce fait.

La méthode sus-hyoïdienne à laquelle j'eus recours chez mon malade était commandée ici par l'étendue de l'épithélioma lingual, par la difficulté d'écarter les mâchoires, par la nécessité d'explorer pendant l'opération l'état des ganglions sous-maxillaires.

La VOIE BUCCALE (conservée *intacte* ou bien *agrandie* soit vers la joue soit vers le menton) ne pouvait être employée en pareille circonstance. Elle est seulement indiquée lorsqu'il s'agit d'un épithélioma très limité, situé sur le dos, sur la pointe ou sur la partie antérieure des bords de la langue, lorsque cet organe peut être facilement attiré vers l'extérieur et que l'articulation temporo-maxillaire n'est pas ankylosée.

La VOIE SUS-HYOÏDIENNE me parut seule applicable dans le cas dont j'ai rapporté l'observation. C'est sur cette méthode d'ablation de l'épithélioma lingual que je désire arrêter l'attention des chirurgiens.

La méthode sus-hyoïdienne est de beaucoup la plus rationnelle, puisque seule elle peut permettre an chirurgien d'enlever tout le mal avec facilité. Elle doit être employée toutes les fois que l'épithélioma est étendu, qu'il occupe les parties postéro-latérales, surtout s'il gagne en profondeur vers le plancher de la bouche. En ce cas, il faut sectionner l'organe bien au delà des limites de la lésion initiale et enlever la glande sublinguale et même la glande et les ganglions sous-maxillaires. ainsi que toutes les parties molles du plancher buccal, susceptibles de favoriser la repullulation du cancer. Ne sait-on pas en effet que la récidive se fait toujours ou dans les ganglions ou dans le plancher de la bouche qui livre passage aux vaisseaux lymphatiques ?

Le chirurgien ne doit pas seulement s'adresser à la tumeur primitive, il doit poursuivre et détruire les racines du mal dans tout le système lymphatique tributaire des régions infestées. Suivant l'exemple de Kocher, de Berne. le plancher de la bouche et les ganglions sous-maxillaires doivent être *toujours* sacrifiés. Telle est la conduite habituelle du chirurgien suisse ; elle nous explique les cas de guérison définitive obtenus par cet opérateur — survie de dix ans chez un de ses malades ; — mon observation vient confirmer ce point de doctrine du chirurgien de Berne. Kocher se base sur cette hypothèse que les ganglions sont souvent dégénérés sans qu'on puisse les sentir à travers les tissus : hypothèse d'ailleurs confirmée par un fait rapportée par M. Terrillon à la Société de chirurgie, lors de son éclatante discussion sur le traitement chirurgical de l'épithélioma lingual (1). A l'exploration de la région sus-hyoïdienne, aucun ganglion ne paraissait atteint. Le chirurgien enleva néanmoins la glande sous-maxillaire et plusieurs ganglions gros comme de petits haricots situés à la face interne de la glande. Ces ganglions étaient indurés et l'examen microscopique montra nettement qu'ils étaient atteints d'épithélioma.

Cet envahissement des voies lymphatiques serait, d'après M. Verneuil, plus rapide encore lorsque l'épithélioma débute

____

(1) *Bull. Soc. chir.* novembre décembre 1880.

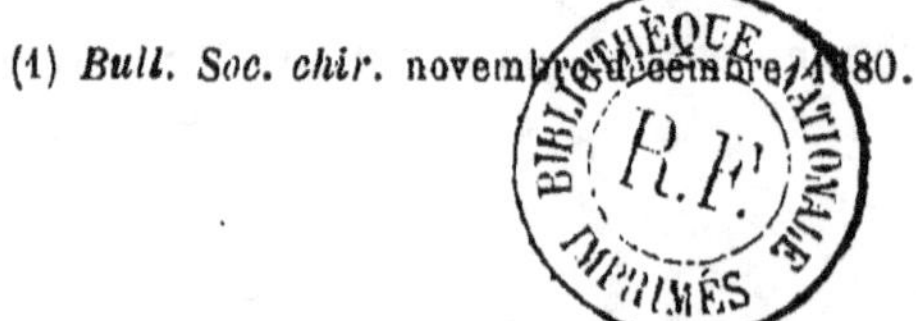

par la glande sublinguale (1). Je dois dire toutefois que mon cas ne vient pas confirmer le dire de ce savant chirurgien.

Donc, mettre à nu et atteindre aisément la glande sous-maxillaire et sublinguale, les ganglions sus-hyoïdiens et les parties profondes de la cavité buccale : tels sont les premiers *avantages* de la méthode sus-hyoïdienne. Elle permet, en outre, d'opérer malgré la fausse ankylose des mâchoires, elle rend possible dès le début la ligature des linguales. L'hémorrhagie est ainsi rendue impossible, ou du moins insignifiante. En tous cas, elle se fait au dehors et n'incommode pas l'opérateur qui l'arrête aisément, à ciel ouvert.

Les *procédés* de la méthode sus-hyoïdienne sont multiples.

Sans remonter à l'incision médiane de Cloquet (2), l'on peut choisir entre le procédé à deux lambeaux de Regnoli (3) et le procédé à lambeau unique de Billroth (4), repris et régularisé plus récemment par M. Verneuil (5).

Si l'incision des parties molles était insuffisante, l'on pourrait y joindre la section du maxillaire inférieur pratiquée pour la première fois par Roux en 1836. Chaque cas particulier pourra faire modifier au chirurgien la méthode employée. Ces modifcations ont, d'ailleurs, une importance secondaire. Le fait dominant est l'incision large, en fer à cheval, des parties molles situées entre la mâchoire et l'os hyoïde. De cette façon l'on peut se mettre en garde contre les récidives ultérieures. Mais il reste encore un certain nombre d'inconvénients et de complications, contre lesquels le chirurgien doit se prémunir.

Sans parler de l'*ankyloglosse*, résultant de l'adhérence cicatricielle de la langue au plancher buccal, sans parler de la blessure des *veines jugulaires internes* ouvertes et liées avec succès par Bœckel pendant l'opération d'un épithélioma de

(1) Verneuil, *Bull. Soc. chir.*, 1871.

(2) J. Cloquet. Notes recueillies par Velpeau à la clinique chirurgicale de J. Cloquet. Hôpital de perfectionnement (1827).

(3) Regnoli (G), *Nuovo metodo per l'estirpazione della lingua*, Pisa, 1838.

(4) Billroth, *Arch. f. Klin. Chir. von Langenbeck*, tome XVI, 1874.

(5) Verneuil, *Clinique chirurgicale* du 4 janvier 1877.

la langue (1), il est des accidents moins rares et plus graves encore sur lesquels je désire insister avec quelques détails.

Ce sont : l'*inanition*, l'*infection putride*, les *complications pulmonaires*.

a) L'*inanition* provient de la gêne douloureuse de la déglutition chez les malades qui ont subi ces délabrements opératoires et qui souvent finissent par mourir d'épuisement. Le cathétérisme œsophagien se trouve naturellement indiqué en pareils cas. Au moins faut-il que les opérés y soient préalablement accoutumés. La sonde introduite par le nez dans l'œsophage est ensuite facilement supportée. Telle la malade atteinte d'un cancer du pharynx et de l'œsophage et que M. Krishaber alimenta pendant trois cent cinq jours de cette façon (2). La sonde de caoutchouc rouge, proposée par M. Verneuil, est plus facilement tolérée par les malades que l'on doit habituer à son introduction plusieurs jours avant l'opération.

b) L'*infection putride* est surtout produite par le mélange de substances alimentaires incomplètement dégluties au sang, au pus et aux liquides sécrétés par les plaies opératoires. De là, un retard dans la cicatrisation et l'apparition d'accidents septicémiques contre lesquels il serait facile de se prémunir : d'abord, par l'alimentation artificielle au moyen de la sonde œsophagienne, en outre, par un drainage permettant le libre écoulement des liquides de la cavité buccale vers l'extérieur, et des lavages antiseptiques fréquemment répétés.

c) *Les complications pulmonaires* ont été, de la part de Barker, l'objet de sérieuses considérations dont il est aisé de tirer des conclusions pratiques (3).

Ces complications, dit le chirurgien anglais, sont fréquentes chez les sujets opérés de la langue ou des maxillaires.

L'épanchement de sang dans les bronches, avec étouffement plus ou moins rapide, les pneumonies septiques, les

---

(1) Bœckel, *Rev. de Chir.*, février 1881.
(2) *Bull. Soc. chir.* Rapport de Lannelongue, mars 1881.
(3) Barker, *The Lancet.* Avril, mai, août 1879.

abcès et la gangrène du poumon, par suite de l'absorption
d'un air vicié et de produits septiques : tels sont les accidents
thoraciques auxquels succombent les opérés dans des pro-
portions qui ressortent très nettement des statistiques sui-
vantes :

D'après Schlapfer (1), sur 50 opérés de tumeurs linguales, 11 sont morts de l'opération, dont 6 de pneumonie
rapide : soit 12 0/0.

D'après les statistiques anglaises (2), sur 21 opérés, 8 sont
morts de l'opération dont 5 de pneumonie suppurée ou de pleu-
résie avec bronchite : soit 23.8 0/0 de complications pulmonaires.

D'où ces conclusions opératoires déduites par Barker :

1° Il faut empêcher le malade d'inspirer l'air vicié qui tra-
verse la cavité buccale. Pour cela, pratiquer la *trachéotomie*
avant l'opération, donner le chloroforme par la plaie trachéale, et faire respirer ainsi l'opéré jusqu'à guérison complète.

2° En outre, pour empêcher l'écoulement du sang vicié et
des liquides septiques de pénétrer dans les voies respiratoires
obstruer la cavité pharyngienne à l'aide d'une *éponge phéniquée*.

En certains cas, la canule à tamponnement de Trendelenbourg, serait avantageusement sustituée à la canule trachéale ordinaire, pour empêcher tout écoulement de sang
dans les voies aériennes. Cette canule, on le sait, fut appli-
quée récemment avec succès sur le malade auquel M. Labbé
fit l'extirpation complète du larynx (3).

Sur 3 opérations pratiquées par Barker, conformément
aux règles précédemment énoncées, le chirurgien anglais
a enregistré 3 succès. Je ne puis donc me défendre de recom-
mander après lui cette conduite opératoire comme un complé-
ment heureux de la méthode sus-hyoïdienne de Billroth, si
bien réglée par M. Verneuil (4), et que je résumerai en
quelques mots, de la façon suivante :

(1) Schlapfer. *Ueber die vollstandige der Zunge.* Zurich 1878.
(2) *Registrar Reports of University college Hospital,* 1871 à 1877.
(3) *Bull. Acad. med.* 24 mars 1885.
(4) Verneuil. *In Guilliet.* Thèse Paris 1881.

1º Trachéotomie ; chloroformisation par la plaie trachéale ; éponge phéniquée dans le pharynx ; application, en certains cas, de la canule de Trendelenbourg.

2º Incision sus-hyoïdienne ; ligature des linguales ; ablation des ganglions lymphatiques, des glandes sublinguales et sous-maxillaires, du plancher de la bouche et de la tumeur linguale.

3º Suture de la plaie ; drainage allant de la cavité buccale à la région sus-hyoïdienne où s'écoulent librement à l'extérieur les liquides accumulés ou injectés dans la bouche.

4º Alimentation par la sonde œsophagienne.

Cette opération est vraiment applicable aux tumeurs étendues de la langue et du plancher buccal. Mais le chirurgien devra seulement la tenter lorsqu'il lui sera possible d'extirper le mal en totalité. La cachexie avancée, la dégénérescence cancéreuse des ganglions sus-claviculaires ou carotidiens seraient une contre-indication absolue à toute intervention.

Bordeaux. — Imprimerie Nouvelle A. BELLIER et Cie, 16, rue Cabirol